# BEI GRIN MACHT SICH IHR WISSEN BEZAHLT

AF126125

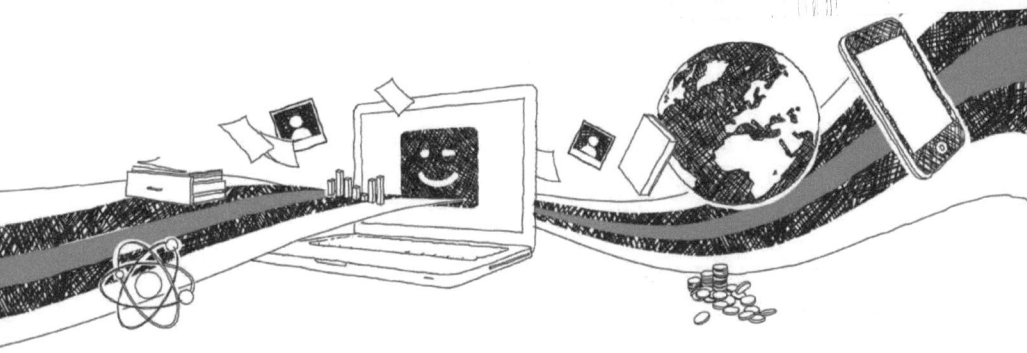

- Wir veröffentlichen Ihre Hausarbeit, Bachelor- und Masterarbeit

- Ihr eigenes eBook und Buch - weltweit in allen wichtigen Shops

- Verdienen Sie an jedem Verkauf

Jetzt bei www.GRIN.com hochladen und kostenlos publizieren

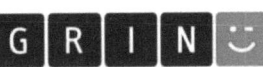

# Übertragung einer Patientenverfügung bei demenzkranken Personen. Welche Anwendungsprobleme zeigen sich?

Sina Herbig

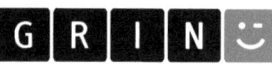

**Bibliografische Information der Deutschen Nationalbibliothek:**

Die Deutsche Nationalbibliothek verzeichnet diese Publikation in der Deutschen Nationalbibliografie; detaillierte bibliografische Daten sind im Internet über http://dnb.d-nb.de abrufbar.

ISBN: 9783346589781
Dieses Buch ist auch als E-Book erhältlich.

© GRIN Publishing GmbH
Nymphenburger Straße 86
80636 München

Alle Rechte vorbehalten

Druck und Bindung: Books on Demand GmbH, Norderstedt Germany
Gedruckt auf säurefreiem Papier aus verantwortungsvollen Quellen

Das vorliegende Werk wurde sorgfältig erarbeitet. Dennoch übernehmen Autoren und Verlag für die Richtigkeit von Angaben, Hinweisen, Links und Ratschlägen sowie eventuelle Druckfehler keine Haftung.

Das Buch bei GRIN: https://www.grin.com/document/1167831

FOM Hochschule für Oekonomie & Management

Hochschulzentrum Essen


Berufsbegleitender Studiengang zum Master of Science
in Public Health (MPH)


2. Semester


Hausarbeit in Recht im Gesundheitswesen


Umsetzungsprobleme bei der Übertragung einer
Patientenverfügung auf die konkrete Situation, hier:
Demenz


Autorin: Sina Herbig

Abgabedatum: 01.07.2021

# Inhaltsverzeichnis

„Es geht darum, dem Patienten in seiner Wahrnehmung der Welt zu begegnen."
*[Naomi Feil]*

# 1. Einleitung

Schon seit Jahren steht das Thema Patientenrechte im gesellschaftlichen Fokus. Gerade die Themen Patientenrechte in Bezug auf die Sterbehilfe polarisieren. Dies bedingte in der jüngeren Vergangenheit auch die Fortentwicklung der rechtlichen Grundlagen. Nach langer vorangegangener Diskussion und zahlreichen Regelungsinitiativen entschied sich der Gesetzgeber 2009 im dritten Änderungsgesetz zum Bürgerlichen Gesetzbuch für die Manifestierung des Rechtsinstituts der Patientenverfügung.[1] Im Jahr 2013 wurde das Patientenrechtegesetz[2] beschlossen, in dessen Mittelpunkt die Normierung des Behandlungsvertrages, insbesondere der Informations- und Aufklärungspflichten, der Dokumentation und der Beweislastregeln stehen. Ziel des Patientenrechtegesetz ist, die Rechte der Patienten[3] transparent, rechtssicher und ausgewogen zu gestalten und in der Praxis vorhandene Vollzugsdefizite abzubauen.[4] Die stetige Entwicklung von Behandlungsmaßnahmen und Therapien, bedingt durch die fortschrittlichen Entwicklungen der Medizin und Pharmaindustrie, führt dazu, dass Menschen in der heutigen Zeit immer älter werden. Daraus folgt wiederum häufig auch eine Demenzerkrankung. Etwa 1,6 Millionen Menschen in Deutschland leiden an einer Demenz.[5] Demenz gehört zu den häufigsten Krankheitssymptomen im Alter.[6] Laut Prognosen ist davon auszugehen, dass sich die Zahl aufgrund der Veränderung der Altersstruktur in Deutschland bis 2050 mehr als verdoppeln könnte.[7] Nicht allein aufgrund dieser Zahlen rückt die Demenz immer weiter in den Fokus der Aufmerksamkeit. Vor allem der schrittweise Abbau bis hin zum gänzlichen Verlust der kognitiven Fähigkeiten dieser Erkrankung führt dazu zu untersuchen, inwiefern die Erkrankung die Fähigkeit beeinträchtigt, in medizinische Eingriffe einzuwilligen. Dieser Frage werde ich im weiteren Verlauf der Arbeit widmen.

# 2. Theoretische Grundlagen

Die Patientenverfügung ermöglicht eine verbindliche Dokumentation des Willens eines volljährigen und einwilligungsfähigen Patienten. Primär richtet sich die

---

[1] 3. Gesetz zur Änderung des Bürgerlichen Gesetzbuches vom 29. Juli 2009, BGBl. I S. 2286; vgl. Lanzrath, S., Patientenverfügung und Demenz, 2015, S. 1.
[2] Gesetz zur Verbesserung der Rechte von Patientinnen und Patienten (PatRechteG) vom 20. Februar 2013, BGBl. I, S. 277.
[3] Zur besseren Lesbarkeit dieser Arbeit wird nur die männliche Form verwendet, wobei alle Geschlechter gemeint sind.
[4] So die Gesetzesbegründung, BT-Drs. 17/10488, S. 1.
[5] Vgl. https://de.statista.com/statistik/daten/studie/246028/umfrage/anzahl-der-demenzkranken-in-deutschland-nach-alter-und-geschlecht/
[6] Vgl. Deutsches Zentrum für Altersfragen, Gerontopsychiatrie und Alterspsychotherapie in Deutschland, 2013, S. 25.
[7] Vgl. Berlin-Institut, Demenz-Report, 2011, S. 6, 14.

Patientenverfügung an Ärzte und Behandler, jedoch kann sie sich ergänzend dazu auch an einen Bevollmächtigten oder Betreuer als gesetzlichen Vertreter richten. [8]

## 2.1 Begriffsbestimmung der Patientenverfügung

Eine Patientenverfügung ist eine schriftliche Willensäußerung eines einwilligungsfähigen Volljährigen, der im Voraus für den Fall seiner Entscheidungsunfähigkeit festlegt, „ob er in bestimmte, zum Zeitpunkt der Festlegung noch nicht unmittelbar bevorstehende Untersuchungen seines Gesundheitszustandes, in Heilbehandlungen oder ärztliche Eingriffe einwilligt oder sie untersagt." [9]

## 2.2 Die Geschichte der Patientenverfügung

Zunächst wurde die Patientenverfügung nach dem amerikanischen Modell „living will" [10] mit dem Begriff „Euthanasie-Testament" [11] und „Patiententestament" [12] bezeichnet. Gerade der letzte Begriff erntete Kritik. [13] Er gab Anlass für Missverständnisse über Formerfordernisse und Regelungsinhalt, weil mit diesem Instrument gerade keine Regelung für die Zeit nach dem Tod des Patienten getroffen werden sollte. Die höchstrichterliche Rechtsprechung wie auch der Gesetzgeber in § 1901a BGB haben sich folglich bei einer "antizipativen" Willensbekundung des Betroffenen für den Begriff der „Patientenverfügung" entschieden. [14] Auch in einem Großteil der Fachliteratur wird nun dieser Begriff verwendet. [15]

## 2.3 Der Aufbau der Patientenverfügung

Damit eine vorsorgliche Erklärung des Betroffenen als rechtsverbindlich anerkannt werden kann, muss die Patientenverfügung bestimmte Informationen enthalten. Dazu zählt die sogenannte Eingangsformel, die den vollständigen Namen, das Geburtsdatum und die Anschrift enthält. Im Mittelteil des Dokuments muss der Betroffene präzise die Situation beschreiben und genaue Vorgaben machen, in welchen Situationen die Patientenverfügung zum Tragen kommen soll und welche Kriterien erfüllt sein sollen. Wesentlich ist dabei, konkret festzulegen, welche und in welchem Umfang pflegerische und ärztliche Maßnahmen eingeleitet oder beendet werden sollen. [16] Ferner kann der Betroffene Aussagen zum Ort der Maßnahmen

[8] Vgl. Coeppicus, R., Das „Gesetz über Patientenverfügungen" und Sterbehilfe, 2010, S. 25.
[9] Vgl. § 1901a Abs. 1 S. 1 BGB.
[10] Vgl. Kutner, Indiana Law Journal 44, 1969, S. 549.
[11] Vgl. von Dellinghausen, U., Sterbehilfe, 1981, S. 369.
[12] Vgl. Füllmich, NJW 1990, 2301, 2302.
[13] Vgl. Sterbehilfe in der Diskussion, 2005, S. 78.
[14] Exemplarisch: BGH, Beschluss vom 17.03.2003 – XII ZB 2/03, abgedruckt in NJW 2003, 1588, 1591.
[15] Vgl. Bichler, C., Zwischen Selbstbindung und Bevormundung – die zivilrechtliche Behandlung der Patientenverfügung, 2013, S. 19.
[16] Vgl. Heberer, J. et al., Organtransplantation, Patientenverfügung, Aufklärung und Einwilligung, 2013, S. 66.

(z.B. zu Hause oder im Krankenhaus) und zur Entbindung von der ärztlichen Schweigepflicht treffen. Weiterhin ist es möglich, Wünsche zum Sterbeort und zur Sterbebegleitung aufzunehmen. Das Bundesministerium der Justiz empfiehlt darüber hinaus eine Schlussformel. Diese sollte den Namen, das Datum und die Unterschrift enthalten.

Da auch diese Bausteine in einigen Fällen und Situationen nicht ausreichen und es trotz aller Angaben zu Deutungs- oder Auslegungsproblemen des Willens kommen kann, ist es nicht nur möglich, sondern unabdingbar, die Patientenverfügung, um weitere Angaben zu vervollständigen.[17] Es muss in der Verfügung erkennbar werden, dass sich der Verfasser, über die zu entstehende medizinische und pflegerische Situation samt seinen Auswirkungen der rechtlichen Bedeutung bewusst ist. Er muss somit das Ausmaß seiner Entscheidung nachvollziehen können.[18]

Neben den Aussagen zur Verbindlichkeit, zur Auslegung, zur Durchsetzung und zum Widerruf ist auch ein Hinweis auf weitere Vorsorgeverfügungen sowie eine mögliche Bereitschaft zu einer Organspende möglich. Ferner könnten auch eine Schlussbemerkung sowie ein Anhang mit Wertvorstellungen hilfreich sein.[19]

## 2.4 Die Form der Patientenverfügung

Die neue gesetzliche Regelung schreibt vor, dass eine Patientenverfügung die Schriftform erfordert und am Ende des Dokuments durch Namensunterschrift eigenhändig oder ein durch einen Notar beglaubigtes Handzeichen unterzeichnet werden muss.[20] Eine erstellte Patientenverfügung kann jederzeit formlos widerrufen werden.[21] Um den mutmaßlichen Willen bestimmen zu können, der nur mündlich von dem Patienten geäußert wurde, bei Nichtvorliegen einer Verfügung oder bei Nichtzutreffen der Festlegungen in der Verfügung auf die aktuelle Lebens- und Behandlungssituation ist diese Äußerung trotzdem beachtlich.[22]

## 3. Rechtliche Aspekte und Situation der Patientenverfügung

### 3.1 Die gesetzlichen Grundlagen

Am 1. September 2009 ist das dritte Gesetz zur Änderung des Betreuungsrechts vom 29. Juli 2009 in Kraft getreten. Hierin wurde das „Gesetz über

---

[17] Vgl. Internetquelle: Bundesministerium der Justiz und für Verbraucherschutz, Patientenverfügung, 2011, S. 16 ff.
[18] Ebd. S. 17 ff.
[19] Ebd.
[20] Vgl. § 1901a Abs. 1 S. 1 i.V.m. § 126 Abs. 1 BGB.
[21] Vgl. § 1901a Abs. 1 S. 3 BGB.
[22] Vgl. § 1901a Abs. 2 BGB.

Patientenverfügungen" beschlossen. Richtungsweisend hierfür wurde eine Grundsatzentscheidung des Bundesgerichtshofs vom 17. März 2003.[23] Die Missachtung der Anordnungen in einer Patientenverfügung ist demnach rechtswidrig, beinhaltet zudem eine Haftung auf Schadensersatz oder führt dazu, sich wegen Körperverletzung strafbar zu machen.[24]

## 3.2 Die Grenzen der Patientenverfügung

Die Patientenverfügung enthält den dokumentierten Willen des Patienten sowie Informationen über die ärztliche und pflegerische Betreuung in einer bestimmten Krankheitssituation. Damit wird jedoch nicht bestimmt, wer im eintretenden Krankheitsfall den Willen des Patienten durchsetzen soll. Daher ist es besonders wichtig, die Patientenverfügung mit der Vorsorgevollmacht zu verbinden. Demnach besteht die Möglichkeit, eine Person des Vertrauens als Bevollmächtigten in allen Angelegenheiten der Gesundheit zu benennen, wenn der Patient selbst dazu nicht mehr in der Lage ist. Hierbei besteht ebenfalls die Möglichkeit der Begrenzung der Vorsorgevollmacht auf einzelne Bereiche wie auch die uneingeschränkte Ausstellung.[25] Die sog. Betreuungsverfügung ermöglicht dem Patienten die Benennung einer Person, die in rechtlichen Angelegenheiten zur Vertretung des Betroffenen wird, wenn der zu Betreuende aufgrund von Krankheit selbstständig nicht mehr in der Lage ist, seine Angelegenheiten zu klären. Insgesamt sichert demnach neben der Patientenverfügung noch ein weiteres Instrument die Autonomie des Patienten. Dies ermöglicht dem Patienten, sich in einer in der Zukunft liegenden Krankheitssituation in sämtlichen Bereichen (Vorbereitung auf Krankheit, geschäftliche- und persönliche Angelegenheiten) abzusichern. Das Bundesministerium der Justiz empfiehlt bereits jungen, volljährigen Menschen, sich mit einer Patientenverfügung zu beschäftigen, um im Ernstfall alle Instrumente optimal ausschöpfen zu können.[26]

Zusammenfassend ist zu betonen, dass eine Patientenverfügung dem Ersteller nur dann den gewünschten Nutzen bringt, wenn sie vollständig und klar formuliert wurde und die Wünsche, Anweisungen und Informationen des Betroffenen enthält.

## 4. Patientenverfügung und Demenzerkrankung

Demenzkranke können mit fortschreitender Erkrankung die Tragweite von medizinischen Behandlungen nicht mehr einschätzen. Trotzdem sollen die Behandlungen nach ihrem Willen erfolgen. Mit einer Patientenverfügung können

---

[23] Vgl. BGH, Beschluss vom 17.03.2003 – XII ZB 2/03, abgedruckt in NJW 2003, 1588.
[24] Vgl. §§ 223 ff. StGB.
[25] Vgl. Internetquelle: Bundesministerium der Justiz, Patientenverfügung, 2011, S. 18.
[26] Ebd.

Menschen, die an einer Demenzerkrankung leiden, ihre Behandlungswünsche für eine Zeit festhalten, in der sie nicht mehr selbst entscheiden können.

## 4.1 Demenz

Demenz kann entstehen, wenn durch eine organische Erkrankung die Funktionen und Leistungen des Gehirns beeinträchtigt werden.[27]

### 4.1.1 Definition

„Demenz ist ein Syndrom als Folge einer meist chronischen oder fortschreitenden Krankheit des Gehirns mit Störung vieler höherer kortikaler Funktionen, einschließlich Gedächtnis, Denken, Orientierung, Auffassung, Rechnen, Lernfähigkeit, Sprache und Urteilsvermögen. Das Bewusstsein ist nicht getrübt. Die kognitiven Beeinträchtigungen werden gewöhnlich von Veränderungen der emotionalen Kontrolle, des Sozialverhaltens oder der Motivation begleitet, gelegentlich treten diese auch eher auf. Dieses Syndrom kommt bei der Alzheimer-Krankheit, bei zerebrovaskulären Störungen und bei anderen Zustandsbildern vor, die primär oder sekundär das Gehirn betreffen".[28]

Demenzerkrankungen sind verbunden mit dem Abbau und Verlust kognitiver Funktionen und Alltagskompetenzen; sie verlaufen zumeist progressiv. Dabei kommt es u. a. zu Beeinträchtigungen der zeitlich-örtlichen Orientierung, der Kommunikationsfähigkeit, der autobiographischen Identität und von Persönlichkeitsmerkmalen. Häufig ist das schwere Stadium der Demenz durch vollständige Hilflosigkeit und Abhängigkeit von der Umwelt charakterisiert. Gewöhnlich begleiten Veränderungen der emotionalen Kontrolle, des Sozialverhaltens oder der Motivation die kognitiven Beeinträchtigungen. Demenzkranke haben ein erhöhtes Morbiditätsrisiko für andere Erkrankungen und eine verkürzte Lebenserwartung.

Anhand ihrer klinischen Symptomatik werden verschiedene Demenzformen unterschieden:

● Alzheimer-Demenz mit frühem Beginn (gewöhnlich vor dem 65. Lebensjahr) oder spätem Beginn (gewöhnlich nach dem 65. Lebensjahr),

● Vaskuläre Demenz,

● Gemischte Demenz,

● Frontotemporale Demenz,

---

[27] Vgl. Diekämper: Menschen mit Demenz, 2013, S. 20.
[28] Ebd. S. 21.

- Demenz bei M. Parkinson,

- Lewy-Körperchen-Demenz.[29]

Oftmals ist die Entwicklung bis hin zur vollständigen Demenz ein langwieriger Prozess, wobei die Betroffenen zunächst noch auf ihre Mitmenschen einen „normalen" Eindruck machen. Veränderungen des Verhaltens werden oft erst auffällig, wenn die Schädigung des Gehirns schon fortgeschritten ist.[30]

### 4.1.2 Diagnose

Zur endgültigen Diagnostik einer Demenz müssen positive neuropsychologische Tests durchgeführt werden. Bei Demenzerkrankungen treten neben kognitiven Störungen Veränderungen des Erlebens und Verhaltens auf. Die Ursachen dieser Symptome, z. B. Depression, Angst oder Aggressivität, sind multifaktoriell, beruhen jedoch im Grundsatz auf der pathologisch veränderten Gehirnfunktion und -struktur. Diese Verhaltensstörungen können durch Umweltfaktoren, akut auftretende somatische Erkrankungen oder ungünstige Kommunikations- und Orientierungsbedingungen ausgelöst werden. Dies zeigt sich in:

• Termine werden nicht eingehalten.

• Alltagsgegenstände (Schlüssel, Brille, Mobiltelefon u.ä.) werden verlegt und gesucht.

• Gewohnte Tätigkeiten werden nicht mehr richtig durchgeführt.

• In Gesprächen werden nicht mehr die passenden Worte gefunden, unpassende Füllwörter und weitschweifige Umschreibungen werden stattdessen benutzt.

• Die Orientierung in neuen Umgebungen fehlt, teilweise wird die eigene Wohnung nicht erkannt, der Nachhauseweg wird nicht gefunden.

 • Betroffene wissen nicht, wie sie zu einem Aufenthaltsort gekommen sind und erkennen auch den Aufenthaltsort nicht.

• Der Bezug zum Wert des Geldes geht verloren.

• Betroffene sind häufig gereizt, verärgert und depressiv verstimmt.

• Verzweiflung, Verwirrtheit und Verstörtheit können beobachtet werden.

---

[29] Vgl. Hinweise und Empfehlungen der Bundesärztekammer zu Patientenverfügungen und anderen vorsorglichen Willensbekundungen bei Patienten mit einer Demenzerkrankung (Stand: 16.03.2018), Deutsches Ärzteblatt, 2018, S. 952ff.,
[30] Vgl. Diekämper: Menschen mit Demenz, 2013, S. 22.

• Individuelle Eigenschaften werden verstärkt.

• Neue Informationen werden schlecht behalten, es gibt Probleme beim Lernen und keine Erinnerung an kurz zurückliegende Ereignisse.[31]

### 4.1.3 Häufigkeit der Demenz

Sechs bis neun Prozent der über 65-Jährigen in Industrieländern Lebenden leiden an einer Demenz. Die Prävalenz steigt mit zunehmendem Alter stark an, von etwas mehr als 1,5 % in der Altersgruppe der 65- bis 69-Jährigen auf rund 40 % bei den über 90-Jährigen. In absoluten Zahlen ergibt sich so eine Krankenzahl von derzeit knapp 1,6 Millionen Menschen. Auch zeigt sich, dass mehr demenzkranke Frauen als Männer anzutreffen sind. Dies liegt vorwiegend an der höheren Lebenserwartung, teilweise aber auch an einer längeren Krankheitsdauer und an einem im höchsten Lebensalter erhöhten Ersterkrankungsrisiko der Frauen.[32]

## 4.2 Die Wirksamkeit der Patientenverfügung bei Demenz

Der Wille und die freie Entscheidung des Patienten müssen einen medizinisch indizierten Eingriff decken. Eine Einwilligung kann vom Patienten erteilt werden, wenn der Patient einwilligungsfähig ist.[33] Hierbei ist zu betonen, dass die im Zustand der Einwilligungsfähigkeit aktuell erklärte Einwilligung vorrangig gegenüber einer älteren Patientenverfügung ist.[34] Ist die Demenz jedoch schon so weit vorangeschritten, dass eine Einwilligung nicht mehr erklärt werden kann, kann auch eine frühere Patientenverfügung relevant sein. Zunächst gilt es bei einer diagnostizierten Form der Demenz zu überprüfen, wie sich die Krankheit auf die Einwilligungsfähigkeit auswirkt

### 4.2.1 Einwilligungsfähigkeit bei Demenz

Bei der Feststellung des Patientenwillens geht es stets darum festzustellen, was der Betroffene für die aktuelle Behandlungssituation will bzw. gewollt hätte. Bei einem einwilligungsunfähigen Patienten sind bei der Feststellung des Patientenwillens alle früheren Willensbekundungen (Patientenverfügung, Behandlungswunsch oder sonstige Äußerungen) sowie seine aktuellen Willensbekundungen einzubeziehen. Problematisch ist es, wenn aktuelle und frühere Willensbekundungen nicht übereinstimmen. Dann ist zu prüfen, ob der Patient seinen früher erklärten Willen geändert hat bzw. mutmaßlich geändert hätte. Mit einem hohen Maß an Sensibilität muss erforscht werden, ob die Willensänderung durch entsprechende mündliche Aussagen oder ein bestimmtes Verhalten untermauert werden kann. Zum einen darf auch einem einwilligungsunfähigen Demenzkranken nicht vorschnell die Fähigkeit abgesprochen werden, seinen Willen zu ändern. Zum anderen ist zu bedenken, dass

---

[31] Vgl. Höwler, Herausforderndes Verhalten bei Menschen mit Demenz, 2008, S. 21.
[32] Vgl. Diekämper: Menschen mit Demenz, 2013, S. 23-25.
[33] Vgl. Gutzmann/Neumann, Lehrbuch der Palliativmedizin, S. 831, 836.
[34] Ebd. S. 836.

die mutmaßliche Willensänderung auf einer Interpretation Dritter beruht. Das birgt die Gefahr, dass ein Verhalten des Betroffenen so gedeutet wird, wie es den Interessen und Präferenzen der interpretierenden Personen (z. B. dem Wunsch der Ärzte, des Pflegepersonals oder der Angehörigen, den Patienten zu behandeln) entspricht.[35]

Sowohl die mit dem medizinischen Eingriff einhergehende, in unmittelbarem Zusammenhang erteilte Einwilligung als auch die Patientenverfügung setzen Einwilligungsfähigkeit voraus. Leidet der Patient bereits an einer Form der Demenz, ist zu überprüfen, inwiefern seine Einwilligungsfähigkeit beeinträchtigt ist. Der Erklärende muss imstande sein, die Bedeutung und Tragweite der Behandlung oder der Unterlassung der Behandlung zu erkennen.[36] Mit den Formen der Demenz gehen auch die Beeinträchtigung der Denk- und Urteilsfähigkeit wie auch die Abnahme des Gedächtnisses einher. Wird die Diagnose Demenz gestellt, bedeutet dies aber nicht zugleich, dass damit auch eine Einwilligungsunfähigkeit vorliegt. Durch die Unterschiedlichkeit der Schnelle und Stärke des Verlaufs muss in jedem Fall konkret anhand der vorliegenden Symptomatik ermittelt werden, wie stark die Willensbildung betroffen ist.[37]

Eine Patientenverfügung ist nur dann anzuwenden, wenn der Patient nicht ent-scheidungs- oder einwilligungsfähig ist. Vor allem in Fällen fortschreitender Demenz kann eine eindeutige Klärung der Anwendbarkeit schwierig sein: Ist der Patient noch einwilligungsfähig, so hat er selbst über die Einleitung oder Unterlassung ärztlicher Maßnahmen zu entscheiden. Er muss über den entsprechenden Sachverhalt, über den er entscheiden soll, aufgeklärt sein und ihn verstehen. Erst wenn sich zeigt, dass der Patient die Situation nicht mehr versteht, kommt seine Patientenverfügung zum Zuge. Die Einwilligungs- und Entscheidungsfähigkeit ist im Zweifel mit Hilfe eines Gutachters, in der Regel durch den Medizinischen Dienst der Krankenkassen, einen Psychologen oder einen Psychiater, zu klären. Stehen die aktuellen Lebensäußerungen des nicht einwilligungsfähigen dementen Patienten im Widerspruch zu den in der Patientenverfügung getroffenen Festlegungen, so kann es nach der Gesetzesbegründung ein Anhaltspunkt dafür sein, dass die vorliegende Behandlungssituation nicht mit den Regelungen der Patientenverfügung übereinstimmt.[38] Dann stellt sich u. a. die Frage, ob die Patientenverfügung nicht angewendet wird, wenn nicht auch für diesen Fall hinreichend konkrete Festlegungen getroffen sind. In der Literatur ist umstritten, welche Willensäußerung vorrangig zu beachten ist und ob die Patientenverfügung damit als widerrufen gilt, ob eine

---

[35] Vgl. Hinweise und Empfehlungen der Bundesärztekammer zu Patientenverfügungen und anderen vorsorglichen Willensbekundungen bei Patienten mit einer Demenzerkrankung (Stand: 16.03.2018), Deutsches Ärzteblatt, 2018, S. 954,
[36] Vgl. Klockgether, Demenz und Recht, S. 31, 34.
[37] Ebd.
[38] Vgl. Lanzrath, S, Patientenverfügung und Demenz. 2016, S. 147 ff.

Zurechnung aus anderen Gründen ausscheidet oder ob der Patient mit natürlichem Willen ein Veto einlegen kann.[39]

## 4.2.2 Einfluss der Demenz auf die Willensbildung

Zur freien Willensbildung und Artikulation muss der Erkrankte in der Lage sein, Informationen aufnehmen und verarbeiten zu können und eine Bewertung der in Betracht kommenden Alternativen vorzunehmen. Jedoch kann sich eine Demenzerkrankung auf eben diese Vorgänge auswirken.[40] Hierbei ist kritisch zu würdigen, dass die Demenz auch dazu führen kann, dass der Betroffene den Verlust von kognitiven Fähigkeiten und damit seine eigene Erkrankung nicht realisieren kann. Dies führt dann auch dazu, dass er die Folgen einer Einwilligung in medizinisch notwendige Maßnahmen nicht abwägen kann.[41] Besonders die Beeinträchtigung des Langzeitgedächtnisses bedingt, dass der Patient bei der Willensbildung nicht mehr auf bisherige Erfahrungen und Wertvorstellungen zurückgreifen kann. Dies führt zu dem Verlust eines wichtigen Grundsteins der freien Willensbildung und geht mit einer zwangsläufigen Wesensänderung des Betroffenen einher.[42] Auch eine erhöhte Suggestibilität kann diese Erkrankung mit sich bringen. Die damit einhergehenden Sprachstörungen, ebenfalls typische Symptome einer Demenz, wie auch weitere klassische Symptome, wie psychopathologische Auffälligkeiten u.ä., können die Willensäußerung beeinträchtigen und dazu führen, dass die Erklärung des Betroffenen von Dritten fehlinterpretiert wird.[43]

Besonderheiten gelten, falls der festgestellte Patientenwille für eine Behandlung spricht, die aktuelle Willensbekundung des einwilligungsunfähigen Betroffenen jedoch gegen die Behandlung gerichtet ist. Eine Behandlung des Patienten gegen seine aktuelle Willensbekundung stellt eine Zwangsbehandlung dar. Für sie gelten besonders strenge rechtliche und ethische Anforderungen: Sie darf nur im Rahmen eines stationären Aufenthaltes in einem Krankenhaus und nur als letztes Mittel eingesetzt werden, um den Patienten vor einem drohenden erheblichen gesundheitlichen Schaden zu bewahren. Der für den Patienten zu erwartende Nutzen der Behandlung muss die zu erwartenden Beeinträchtigungen deutlich überwiegen. Ferner muss festgestellt werden (z. B. aufgrund früherer mündlicher oder schriftlicher Willensbekundungen), dass der Patient der Behandlung zugestimmt hätte. Im Übrigen darf sie nur mit Genehmigung des Betreuungsgerichts durchgeführt werden.[44] Hat ein einwilligungsunfähiger Patient mit einer Demenzerkrankung noch keinen Patientenvertreter, sollte beim Betreuungsgericht

---

[39] Vgl. Höfling, Das neue Patientenverfügungsgesetz. in: NJW 2009, S. 2849–2852.
[40] Ebd.
[41] Vgl. Cording, Fortschritte Neurologie Psychiatrie, S. 147, 157.
[42] Ebd. S. 150.
[43] Vgl. Klockgether, Demenz und Recht, S. 57, 60.
[44] Vgl. § 1906a BGB; Zentrale Ethikkommission bei der Bundesärztekammer, Zwangsbehandlung bei psychischen Erkrankungen, 2013.

eine Betreuung angeregt werden. Bis zur Bestellung des Betreuers darf der Arzt alle nicht aufschiebbaren ärztlichen Maßnahmen auch ohne explizite Einwilligung des Patienten durchführen, sofern diese nicht offensichtlich dem Willen des Patienten widersprechen. Gleiches gilt für Notfallsituationen, in denen es zwar einen Patientenvertreter gibt, dieser aber aufgrund der Dringlichkeit der Maßnahme nicht um seine Einwilligung gebeten werden kann.[45]

### 4.2.3 Beurteilung unter Einbezug des Krankheitsverlaufs

Zur Beurteilung der Einwilligungsfähigkeit, auch während einer Demenz, ist die Betrachtung des Krankheitsverlaufs unerlässlich.[46] Auch wenn die Demenzerkrankung zwar stetig fortschreitet, kann sie jedoch durchaus wechselhaft verlaufen. Besonders die vaskuläre Demenz zeichnet sich durch einen fluktuierenden Verlauf aus.[47] Dies ermöglicht teilweise auch eine Verbesserung in einer fortgeschrittenen Phase. Hierbei ist an die Möglichkeit eines sog. luziden Intervalls, folglich an eine kurzzeitige Verbesserung des ansonsten chronisch verlaufenden Krankheitsprozesses,[48] zu denken.[49] Dabei handelt es sich dann im Regelfall um Teilremissionen.[50] Denn eine vorübergehende Verbesserung ändert auch bei einer vaskulären Demenz nichts daran, dass es zu irreversiblen Defekten der Hirnsubstanz kommt. Hierbei muss dann ein Nachweis vorgelegt werden, dass gerade die Defizite, die zuvor die Einwilligungsfähigkeit ausgeschlossen haben, im Zeitpunkt der luziden Intervalle gerade nicht bestanden haben.[51]

### 4.2.4 Beurteilung der Einwilligungsfähigkeit

Demenz führt nicht automatisch zur Einwilligungsunfähigkeit.[52] Besonders in der Frühphase der Demenz ist in den meisten Fällen Einwilligungsfähigkeit gegeben.[53] Fraglich ist die Einwilligungsfähigkeit in einem mittelschweren Stadium der Erkrankung.[54] Naheliegend ist die Einwilligungsunfähigkeit besonders dann, wenn das Spätstadium erreicht ist und eine Verständigung mit der Außenwelt, bedingt durch massive Sprachstörungen, kaum noch möglich ist.[55]Jedoch ist auch in dieser Phase der Erkrankung nicht gänzlich ausgeschlossen, dass der Patient in Bezug auf die konkrete Maßnahme einwilligungsfähig ist und er seinen Willen nonverbal zum Ausdruck bringt.[56] Hierbei kann jedoch folgendes Problem auftreten: Fähigkeiten,

---

[45] Ebd.
[46] Vgl. Cording, Fortschritte Neurologie Psychiatrie, S. 147, 156.
[47] Vgl. Klockgether, Demenz und Recht, S. 31, 34.
[48] Vgl. Foerster, Psychiatrische Begutachtungen, S. 555, 573.
[49] Vgl. Sass, Sozialdarwinismus, S. 132, 138.
[50] Vgl. Cording, Fortschritte Neurologie Psychiatrie, S. 147, 156.
[51] Vgl. Foerster, Psychiatrische Begutachtungen, S. 555, 573.
[52] Vgl. Kröber, Rechtsmedizin, S. 21, 42.
[53] Vgl. Wetterling, in: Demenz und Recht, S. 31, 39 ff.
[54] Ebd.
[55] Vgl. Götz, Grenzen der Patientenautonomie, S. 42.
[56] Vgl. Borasio, Über das Sterben, S. 64.

die das Verhalten oder die Kommunikation des Betroffenen betreffen, bleiben zumeist auch in einer fortgeschrittenen Phase erhalten. Diese sind jedoch für die Beurteilung der Einwilligungsfähigkeit nur insoweit relevant, als dass die im Kontext spezifischer Situationen und Fragen erfolgen und nicht ausschließlich der Ausdruck erhaltener Routinehandlungen sind.[57] Zu der Abfassung einer Patientenverfügung sollte daher Betroffenen bereits in einem frühen Stadium der Demenz geraten werden. Denn bei der Beurteilung der Gültigkeit einer in einem fortgeschrittenen Stadium der Erkrankung verfassten Patientenverfügung können sich erhebliche Zweifel ergeben, die sich mit einer frühzeitigen Abfassung seines Willens vermeiden lassen. Um eine autonome Entscheidung treffen zu können, wird vorausgesetzt, dass der Patient so früh wie möglich umfänglich über seine Diagnose und Prognose aufgeklärt wird.[58]

### 4.3 Regelungsmöglichkeiten in der Patientenverfügung

Mit § 1901a Abs. 3 BGB wird klargestellt, dass die Regelungsmöglichkeiten einer Patientenverfügung unabhängig von der Art und Schwere einer Erkrankung sind. Um den Anforderungen an die Bestimmtheit Genüge zu tragen, dass der in der Patientenverfügung zum Ausdruck gebrachte Wille im Zustand der Demenz umgesetzt wird, müssen die gewählten Formulierungen so präzise wie möglich sein.[59] Bedenklich ist es daher, wenn sich der Betroffene nur abstrakt zu einer Demenzerkrankung äußert, indem er sämtliche medizinische Eingriffe bei Eintritt einer Demenzform ausschließt. Bestimmter und unbedenklicher ist der Bezug auf die jeweilige Situation, zu der es im Rahmen einer Demenzerkrankung kommen kann, z.B. „Wenn es mir infolge eines weit fortgeschrittenen Hirnabbauprozesses (Demenzerkrankung u.ä.) nicht mehr möglich ist, Nahrung und Flüssigkeit auf natürliche Weise zu mir zu nehmen, verfüge ich …".[60] Neben der Handlungsbegrenzung kann auch der Wunsch nach Behandlung bei Eintritt einer Demenzerkrankung Inhalt einer Patientenverfügung sein. Jedoch wird zumeist die behandlungsbegrenzende Patientenverfügung gewählt.

---

[57] Vgl. Kröber, Rechtsmedizin, S. 41, 45.
[58] Vgl. Vollmann, Medicine, Health Care and Philosophy, S. 161, 166.
[59] Vgl. Vollmann et al., Empirische Medizinethik, S. 73, 84.
[60] Vgl. Bundesministerium der Justiz und für Verbraucherschutz, Patientenverfügung, S. 22.

# 5. Fazit und Ausblick

*Umsetzbarkeit der Patientenverfügung bei einer Demenzerkrankung*
*Voraussetzungen beim Verfassen der Patientenverfügung*

- ✓ *Volljährigkeit des Verfassers*
- ✓ *Kein Zwang / Irrtum*
- ✓ *Keine Unmittelbarkeit der Maßnahme (Bestimmtheit)*

- ✓ *Schriftliche Form*
- ✓ *Regelungen zu Einwilligung / Behandlungsverweigerung*
- ✓ *Für den Fall der Einwilligungsunfähigkeit*
- ✓ *Kein verbotener Inhalt, § 134 BGB*

*Voraussetzung in der aktuellen Behandlungssituation*

- ✓ *Medizinische Maßnahme indiziert*
- ✓ *Situationsbezogenheit*
- ✓ *Kein entgegenstehender natürlicher Wille (Veto) (Rückausnahme: Dieser führt zu Todesgefahr)*

- ✓ *Patient ist nicht einwilligungsfähig*
- ✓ *Kein Widerruf der Patientenverfügung*

## 5.1 Zusammenfassung der wesentlichen Ergebnisse

Durch die immer älter werdende Gesellschaft ist auch ein rapides Wachstum der Zahl der Betroffenen mit einer Demenzerkrankung zu verzeichnen. Bereits in jungen Jahren sollte die Vorsorge für den späteren Fall einer Demenzerkrankung ein wichtiges Anliegen sein, welches zunehmend in Patientenverfügungen niedergeschrieben wird. Probleme bei der Bewertung von Wirksamkeiten der Patientenverfügung können in der Willenskollision auftreten. Die Kollision zwischen früherer Willensäußerung im Rahmen einer Patientenverfügung und einer aktuellen Willensäußerung bei einem nun einwilligungsunfähigen Demenzkranken muss sensibel mit den genannten Methoden gelöst werden.

Die Patientenverfügung ist ein anerkanntes Rechtsinstitut. Auch hat mittlerweile der natürliche Wille eine Aufwertung durch die Rechtsprechung und durch den Gesetzgeber erfahren.

## 5.2 Ausblick

Umfragen haben ergeben, dass bereits jeder vierte Deutsche eine Patientenverfügung verfasst hat.[61] Dies verdeutlicht, dass das Rechtsinstitut der Patientenverfügung erheblich zur Rechtssicherheit in den letzten Jahren beigetragen hat. Jedoch verlangt noch immer das Problem der entgegenstehenden Willensäußerungen eines Demenzerkrankten nach einer einheitlichen, rechtssicheren Lösung, die beiden Willensäußerungen Geltung verschafft, der des vorsorgenden Gesunden und der des nun Erkrankten.

Abschließend ist festzustellen, dass die Patientenverfügung in der Anwendung hilfreich ist, wenn der Inhalt so präzise wie möglich formuliert und niedergeschrieben wurde. Ziel sollte es in der Zukunft sein, noch mehr Menschen zur Verfassung einer Patientenverfügung zu bewegen und eine Beratung zu medizinischen Vorsorgemöglichkeiten in regelmäßigen Abständen zu etablieren.

---

[61] DAK-Gesundheit, Umfrage 2014; Deutsche Schlaganfall Hilfe, Umfrage 2012

# Literaturverzeichnis

Berlin-Institut (Hrsg.): Demenz-Report, Wie sich Regionen in Deutschland, Österreich und der Schweiz, auf die Alterung der Gesellschaft vorbereiten können, Berlin, 2011

BGB: § 1901a Abs. 1 S. 1

BGB: § 126 Abs. 1

BGB: § 1901 Abs. 1 S.3

BGB: § 1901a Abs. 2

Bichler, Christian: Zwischen Selbstbindung und Bevormundung – die zivilrechtliche Behandlung der Patientenverfügung, 1. Aufl., Göttingen, 2013

Borasio, Gian Domenico: Über das Sterben, Was wir wissen. Was wir tun können. Wie wir uns darauf einstellen, München, 2011

Bundesministerium der Justiz: Patientenverfügung, Leiden - Krankheit - Sterben, Berlin, 2012

Coeppicus, Rolf: Das „Gesetz über Patientenverfügungen" und Sterbehilfe, 1. Aufl., Heidelberg, 2010

Cording, Clemens: Fortschritte Neurologie Psychiatrie, Regensburg, 2004

Deutsches Zentrum für Altersfragen (Hrsg.): Gerontopsychiatrie und Alterspsychotherapie in Deutschland, Band IV, Opladen, 2013

Diekämper, Wolfgang: Menschen mit Demenz, Cornelsen Schulverlage, 1. Aufl., Berlin, 2013

Drach, Lutz M.: Demenz mit Lewy-Körperchen und Parkinson Demenz - Gemeinsamkeiten und Unterschiede, in: Demenzerkrankungen erkennen, behandeln und vorsorgen, hrsg. von Richard Mahlberg und Hans Grutzmann, Köln, 2009

Exemplarisch: BGH, Beschluss vom 17.03.2003 – XII ZB 2/03 abgedruckt in NJW 2003, 1588 (1591), Karlsruhe, 2003

Foerster, Klaus: Psychiatrische Begutachtungen, München, 2009

Götz, Torben: Die rechtlichen Grenzen der Patientenautonomie bei psychischen Erkrankungen, Baden-Baden, 2013

Gutzmann, Hans/Neumann, Eva-Maria: Lehrbuch der Palliativmedizin, 3. Aufl., Stuttgart, 2012

Haupt, Martin: Umsorgt sterben, Menschen mit Demenz in ihrer letzten Lebensphase begleiten, hrsg. v. Ida Lamp, Stuttgart, 2010

Heberer, Jörg (Hrsg.) et al.: Organtransplantation, Patientenverfügung, Aufklärung und Einwilligung, Heidelberg, 2013

Hirsch, Rolf D.: Demenzerkrankungen, Köln, 2009

Höwler, Elisabeth: Herausforderndes Verhalten bei Menschen mit Demenz, 1. Aufl., Stuttgart, 2008

Hüll,Michael/Förstl, Hans: Organische (und symptomatische) psychische Störungen, in: Psychische Erkrankungen, hrsg. von Mathias Berger, 4. Aufl., München, 2012

Klockgether, Thomas: Demenz und Recht, Baden Baden, 2010

Kostrzewa, Stephan: Palliative Pflege von Menschen mit Demenz, 2. Aufl., Bern, 2010

Kröber, Hans-Ludwig: Psychiatrische Kriterien zur Beurteilung der Einwilligungsfähigkeit, in: Rechtsmedizin, Berlin, 1998

Sass, Hans-Martin: Sozialdarwinismus, Stuttgart, 2004

StGB: §§ 223 ff.

Taupitz, Jochen: Regulations of Civil Law to Safeguard the Autonomy of Patients at the End of Their Life, 1. Aufl., München, 2000

Tölle, Rainer/Windgasse, Klaus: Psychiatrie, 16. Aufl., Heidelberg, 2012

Vollmann, Jochen: Medicine, Health Care, and Philosophy, London, 2001

Vollmann, Jochen et al.: Empirische Medizinehtik, Berlin, 2011

Wetterling, Tilmann: Demenz und Recht, Baden-Baden, 2010

Zülicke, Freddy: Sterbehilfe in der Diskussion - eine vergleichende Analyse der Debatten in den USA und in Deutschland, Münster, 2005

## Internetquellen

Bundesministerium der Justiz: Patientenverfügung
https://www.bmjv.de/SharedDocs/Publikationen/DE/Patientenverfuegung.pdf?__
blob=publicationFile&v=39 [Zugegriffen am 07.06.2021 um 19.41 Uhr]

DAK Gesundheit: Mehrheit der Deutschen für aktive Sterbehilfe,
Pressemitteilung vom   15.01.2014
http://www.dak.de/dak/bundesweite_themen/Umfrage_zur_Sterbehilfe-1358248.html
[Zugegriffen am 23.06.2021 um 17:12 Uhr]

Deutsche Schlaganfallhilfe: Umfrage der Deutschen Schlaganfall-Hilfe
www.schlaganfall-hilfe.de [23.06.2021 um 16:42 Uhr]

# BEI GRIN MACHT SICH IHR WISSEN BEZAHLT

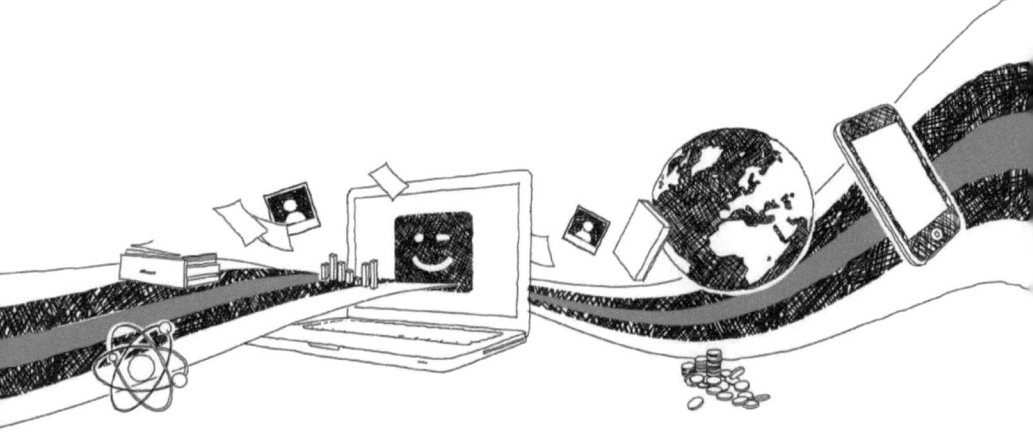

- Wir veröffentlichen Ihre Hausarbeit,
  Bachelor- und Masterarbeit

- Ihr eigenes eBook und Buch -
  weltweit in allen wichtigen Shops

- Verdienen Sie an jedem Verkauf

Jetzt bei www.GRIN.com hochladen
und kostenlos publizieren